Libro de cocina Sous Vide para principiantes

Recetas Rápidas y Fáciles para Novatos, Aprenda las Técnicas Básicas y empiece a cocinar más rápido y de forma más inteligente. Pierde Peso y Aumenta el Metabolismo con Comidas Cotidianas Sin Esfuerzo

Frank Kimmons

Libro de cocina Sous Vide para

Libro de cocina Sous Vide para

Índice de contenidos

CAPÍTULO 9. POSTRES Y BEBIDAS92

CAPÍTULO 1.Carnes ro jas

1. Asado de ternera al cilantro y al ajo

Tiempo de preparación y cocción: 24 horas 30 minutos | Raciones: 6

Ingredientes

- 4 cucharadas de aceite de oliva
- 2 libras de carne de vacuno
- Sal y pimienta negra al gusto
- 1 cucharadita de tomillo
- 1 cucharadita de cilantro
- 1 taza de salsa de soja
- ½ taza de zumo de limón recién exprimido
- ½ taza de zumo de naranja recién exprimido
- ½ taza de salsa Worcestershire
- ¼ de taza de mostaza amarilla
- 3 dientes de ajo picados

Direcciones

Prepare un baño de agua y coloque el Sous Vide en él. Ajuste la temperatura a 141 F. Prepare el asado y átelo con hilo de carnicero. Sazona con sal, pimienta, tomillo y cilantro. Ponga una sartén a fuego alto. Mientras tanto, rocíe el asado con 2 cucharadas de aceite de oliva utilizando un pincel suave. Coloque la carne en la sartén para dorarla durante 1 minuto por ambos lados. Combine la salsa Worcestershire, la mostaza, el ajo, la salsa de soja, el limón y el zumo de naranja en un recipiente. Introducir la carne en una bolsa de vacío, mezclarla con la marinada hecha anteriormente y cerrar la bolsa con el método de desplazamiento de agua. Cocer al baño María durante 24 horas.

Una vez listo, abrir la bolsa y verter el líquido en una cacerola pequeña. Cocinar durante 10 minutos a fuego alto hasta alcanzar la mitad del volumen. Añadir 2 cucharadas de aceite de oliva y precalentar la sartén de hierro a fuego fuerte. Poner la carne en la sartén con cuidado y dorarla un minuto por cada lado. Saque el asado de la sartén y déjelo enfriar unos 5 minutos. Cortar en rodajas y añadir la salsa por encima.

2. Bife de costilla de vaca

Tiempo de preparación y cocción: 1 hora 40 minutos | Raciones: 2

Ingredientes

- 1 cucharada de mantequilla
- 1 libra de bistec de costilla
- Sal y pimienta negra al gusto
- ½ cucharadita de ajo en polvo
- ½ cucharadita de cebolla en polvo ½ cucharadita de tomillo

Direcciones

Prepare un baño de agua y coloque el Sous Vide en él. Ajuste a 134 F. Frote ambos lados de la carne con sal, pimienta, tomillo, cebolla y ajo en polvo. Deslice en trozos dentro de la bolsa de vacío, añadiendo mantequilla. Use el método de desplazamiento de agua para sellar la bolsa y póngala en el baño de agua. Cocer durante 90 minutos.

Una vez listo, eliminar el líquido de cocción y sacar el filete de la bolsa para secarlo con un paño de cocina. Calentar una sartén de hierro fundido a fuego alto. Cocinar el filete durante 1 minuto por cada lado. Dejar enfriar durante 5 minutos antes de cortarlo.

3. Sabrosas albóndigas mediterráneas

Tiempo de preparación y cocción: 1 hora 55 minutos | Raciones: 4

Ingredientes

- 1 libra de carne picada
- ½ taza de pan rallado
- ¼ de taza de leche
- 1 huevo batido
- cucharada de albahaca fresca picada
- 1 diente de ajo picado
- 1 cucharadita de sal
- ½ cucharadita de albahaca seca
- 1 cucharada de aceite de sésamo

Direcciones

Prepare un baño de agua y coloque el Sous Vide en él. Ajuste la temperatura a 141 F. Combine la carne de vacuno, el pan rallado, la leche, el huevo, la albahaca, el ajo, la sal y la albahaca y forme 14-16 albóndigas. Coloque 6 albóndigas en cada bolsa con cierre al vacío. Libere el aire por el método de desplazamiento de agua, selle y sumerja las bolsas en el baño de agua. Cocer durante 90 minutos. Calentar el aceite en una sartén a fuego medio. Una vez que el temporizador se haya detenido, sacar las albóndigas y transferirlas a la sartén y dorarlas durante 4-5 minutos.

Desechar el jugo de la cocción. Servir.

4. Bistec tradicional a la francesa

Tiempo de preparación y cocción: 2 horas 25 minutos | Raciones: 5

Ingredientes

- 4 cucharadas de mantequilla
- 2 libras de solomillo
- Sal y pimienta negra al gusto
- 2 chalotas picadas
- 1 ramita de salvia fresca
- 1 ramita de romero fresco

Direcciones

Prepare un baño de agua y coloque el Sous Vide en él. Poner a 134 F. Derretir 2 cucharadas de mantequilla en una sartén grande de hierro fundido a fuego alto. Ponga el solomillo en la sartén y dórelo por cada lado de 30 a 45 segundos. Reservar la carne. Añada la chalota, la salvia y el romero. Incorpore la mantequilla y las hierbas. Cocine durante 1 ó 2 minutos hasta que adquiera un color verde brillante y se ablande. Introduzca el solomillo en una bolsa de vacío, añadiendo las hierbas previamente mezcladas y selle la bolsa con el método de desplazamiento de agua. Cocer durante 2 horas.

Una vez listo, retire la carne y deseche el líquido de cocción. Poner el solomillo en un plato forrado con papel de cocina o en una bandeja de horno. Calentar una sartén de hierro fundido a fuego alto y añadir 2 cucharadas de mantequilla. Cuando la

mantequilla chisporrotea, devuelve el filete y dóralo durante 2
minutos por ambos lados. Apague el fuego y deje el solomillo
unos 5 minutos.

Por último, cortar en trozos pequeños. Lo mejor es servirlo con verduras y
patatas.

5. Deliciosa pechuga de ternera ahumada

Tiempo de preparación y cocción: 33 horas 50 minutos | Raciones: 8

Ingredientes

- ¼ de cucharadita de humo de nogal líquido
- 8 cucharadas de miel
- Sal y pimienta negra al gusto
- 1 cucharadita de chile en polvo
- 1 cucharadita de perejil seco
- 1 cucharadita de ajo en polvo
- 1 cucharadita de cebolla en polvo
- ½ cucharadita de comino molido
- 4 libras de pechuga de ternera

Direcciones

Prepare un baño de agua y coloque el Sous Vide en él. Ajuste a 156 F. Combine la miel, la sal, la pimienta, el chile en polvo, el perejil, la cebolla y el ajo en polvo, y el comino. Reserve 1/4 de la mezcla. Unte la falda con la mezcla. Coloque la falda en una bolsa de tamaño considerable que pueda cerrarse al vacío con el humo líquido. Libere el aire por el método de desplazamiento de agua, selle y sumerja la bolsa en el baño de agua. Cocine durante 30 horas. Una vez que el temporizador se haya detenido, retire la bolsa y deje que se enfríe durante 1 hora. Precaliente el horno a 300 F. Seque con papel de cocina la falda y úntela con la salsa reservada. Deseche los jugos de la cocción.

Pasar la falda a una bandeja de horno, meterla en el horno y asarla durante 2 horas. Una vez transcurrido el tiempo, sacar la falda y cubrirla con papel de aluminio durante 40 minutos. Servir con alubias al horno, pan fresco y mantequilla.

6. El bistec asado perfecto

Tiempo de preparación y cocción: 20 horas 20 minutos | Raciones: 4

Ingredientes

- 4 cucharadas de aceite de sésamo
- 4 filetes de asado de ternera
- 1 cucharadita de ajo en polvo
- 1 cucharadita de cebolla en polvo
- 1 cucharadita de perejil seco
- Sal y pimienta negra al gusto

Direcciones

Prepare un baño de agua y coloque el Sous Vide en él. Caliente el aceite de sésamo en una sartén a fuego alto y dore los filetes durante 1 minuto por cada lado. Aparte y deje que se enfríen. Combine el ajo en polvo, la cebolla en polvo, el perejil, la sal y la pimienta. Frote los filetes con la mezcla y colóquelos en una bolsa con cierre al vacío. Libere el aire por el método de desplazamiento de agua, selle y sumerja la bolsa en el baño de agua. Cocine durante 20 horas. Una vez que el temporizador se haya detenido, retire los filetes y séquelos con un paño de cocina.

Deseche los jugos de la cocción.

7. Aliño de café para bistec con chipotle

Tiempo de preparación y cocción: 1 hora 55 minutos | Raciones: 4

Ingredientes

- 1 cucharada de aceite de oliva
- 2 cucharadas de mantequilla
- 1 cucharada de azúcar
- Sal y pimienta negra al gusto
- 1 cucharada de café molido
- 1 cucharada de ajo en polvo
- 1 cucharada de cebolla en polvo
- 1 cucharada de polvo de chipotle
- 4 filetes de tira

Direcciones

Prepare un baño de agua y coloque el Sous Vide en él. Ajuste a 130 F. Combine el azúcar moreno, la sal, la pimienta, los posos de café, la cebolla, el ajo en polvo y el pimentón en un bol pequeño. Coloque los filetes en la superficie previamente limpiada y aplique una fina capa de aceite de oliva. Coloque los filetes en bolsas de vacío separadas. A continuación, cierre las bolsas con el método de desplazamiento de agua. Introdúzcalos en el baño de agua y cocínelos durante 1 hora y 30 minutos.

Una vez listos, retire los filetes y deseche el líquido. Poner los filetes en un plato forrado con papel de cocina o en una bandeja de horno. Caliente una plancha de hierro fundido

sartén a fuego alto y añada la mantequilla. Cuando la mantequilla chisporrotee, pon el lomo en la sartén de nuevo y dóralo durante 1 minuto por ambos lados. Dejar enfriar durante 2-3 minutos y cortar en rodajas para servir.

8. Hamburguesas de ternera rellenas al estilo francés

Tiempo de preparación y cocción: 50 minutos | Raciones: 5

Ingredientes

- 1 huevo
- 1 libra de carne picada
- 3 cebollas verdes picadas
- 2 cucharaditas de salsa Worcestershire
- 2 cucharaditas de salsa de soja
- Sal y pimienta negra al gusto
- 5 rebanadas de queso Camembert
- 5 panes de hamburguesa
- Hojas de lechuga Iceberg
- 5 rodajas de tomate

Direcciones

Prepare un baño de agua y coloque el Sous Vide en él. Poner a 134 F. Mezclar la carne, la cebolla, el huevo y la salsa de soja con las manos y sazonar con sal y pimienta. Forme la mezcla en 8 hamburguesas. Coloque una rodaja de cheddar en el centro de cada hamburguesa y coloque otra hamburguesa sobre el cheddar. Combinar bien para crear una sola hamburguesa. Coloque las hamburguesas con queso en cuatro bolsas que se puedan cerrar al vacío. Libere el aire por el método de desplazamiento de agua, selle y sumerja las bolsas en el baño de agua. Cocine durante 30 minutos. Una vez que el temporizador se haya detenido, retire las hamburguesas y secar con un paño de cocina. Deseche el jugo de la cocción. Calentar una sartén a fuego alto y dorar las hamburguesas durante 1 minuto por cada lado. Poner las hamburguesas sobre los panes tostados. Cubrir con lechuga y tomate.

9. Filete de falda a la hierba

Tiempo de preparación y cocción: 3 horas 20 minutos | Raciones: 6

Ingredientes

- 2 cucharadas de mantequilla
- 3 libras de filete de falda
- 2 cucharadas de aceite extra virgen
- 1 ½ cucharadita de ajo en polvo
- Sal y pimienta negra al gusto
- ¼ cucharadita de cebolla en polvo
- ¼ cucharadita de pimienta de cayena
- ¼ cucharadita de perejil seco
- ¼ cucharadita de salvia seca
- ¼ de cucharadita de romero seco triturado

Direcciones

Prepare un baño de agua y coloque el Sous Vide en él. Poner a 134 F. Untar el filete con aceite de oliva. Combine el ajo en polvo, la sal, la pimienta, la cebolla en polvo, la pimienta de cayena, el perejil, la salvia y el romero. Frote el bistec con la mezcla.

Colocar el filete en una bolsa grande con cierre al vacío. Libere el aire por el método de desplazamiento de agua, selle y sumerja la bolsa en el baño de agua. Cocine durante 3 horas. Una vez que el temporizador se haya detenido, retire el filete y séquelo con un paño de cocina.

Calentar la mantequilla en una sartén a fuego alto y dorar el filete durante 2-3 minutos por todos los lados. Dejar reposar 5 minutos y cortar para servir.

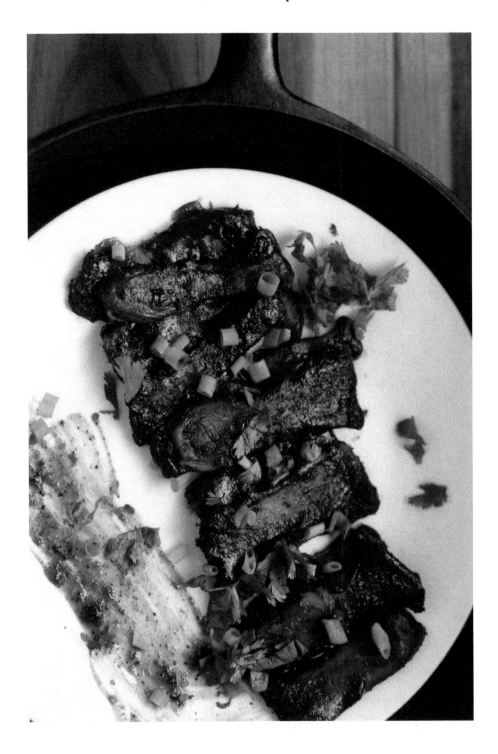

CAPITULO 2.   Pork

10.   Cerdo a la mostaza dulce con cebollas crujientes

Tiempo de preparación y cocción: 48 horas 40 minutos | Raciones: 6

Ingredientes

- 1 cucharada de ketchup
- 4 cucharadas de mostaza a la miel
- 2 cucharadas de salsa de soja
- 2 ¼ libras de paleta de cerdo
- 1 cebolla dulce grande, cortada en aros finos
- 2 tazas de leche
- 1 ½ tazas de harina común
- 2 cucharaditas de cebolla en polvo granulada
- 1 cucharadita de pimentón
- Sal y pimienta negra al gusto
- 4 tazas de aceite vegetal, para freír

Direcciones

Prepare un baño de agua y coloque el Sous Vide en él. Ponga a 159 F. Combine bien la mostaza, la salsa de soja y el ketchup para hacer una pasta. Unte la carne de cerdo con la salsa y colóquela en

28

una bolsa con cierre al vacío.

Liberar el aire por el método de desplazamiento de agua, sellar y sumergir la bolsa en el baño de agua. Cocer durante 48 horas. Para hacer las cebollas: separar los aros de cebolla en un bol. Verter la leche sobre ellos y dejar que se enfríen durante 1 hora. Combinar la harina, la cebolla en polvo, el pimentón, la sal y la pimienta. Calentar el aceite en una sartén a fuego medio. Escurrir las cebollas y pasarlas por la mezcla de harina. Agitar bien y transferir a la sartén. Fríalas durante 2 minutos o hasta que estén crujientes. Pasarlas a una bandeja de horno y secarlas con un paño de cocina. Repita el proceso con el resto de las cebollas. Una vez que el temporizador se haya detenido, retire la carne de cerdo y transfiérala a una tabla de cortar y tire de la carne de cerdo hasta que esté desmenuzada. Reservar el jugo de la cocción y transferirlo a una cacerola caliente a fuego medio y cocinar durante 5 minutos hasta que se reduzca. Cubra el cerdo con la salsa y adorne con las cebollas crujientes para servir.

11. Deliciosas chuletas de cerdo a la albahaca y al limón

Tiempo de preparación y cocción: 1 hora y 15 minutos | Raciones: 4

Ingredientes

- 4 cucharadas de mantequilla
- 4 chuletas de cerdo deshuesadas
- Sal y pimienta negra al gusto
- Ralladura y zumo de 1 limón
- 2 dientes de ajo machacados
- 2 hojas de laurel - 1 ramita de albahaca fresca

Direcciones

Prepare un baño de agua y coloque el Sous Vide en él. Programe a 141 F. Sazone las chuletas con sal y pimienta. Coloque las chuletas con la ralladura y el zumo de limón, el ajo, las hojas de laurel, la albahaca y 2 cucharadas de mantequilla en una bolsa que pueda cerrarse al vacío. Libere el aire por el método de desplazamiento de agua, selle y sumerja la bolsa en el baño de agua. Cocine durante 1 hora. Una vez que el temporizador se haya detenido, retire las chuletas y séquelas con un paño de cocina. Reservar las hierbas. Calentar el resto de la mantequilla en una sartén a fuego medio y dorar durante 1 ó 2 minutos por cada lado.

12. Costillas de cerdo deshuesadas con coco y cacahuetes
Salsa

Tiempo de preparación y cocción: 8 horas 30 minutos | Raciones: 3

Ingredientes

- ½ taza de leche de coco
- 2 ½ cucharadas de mantequilla de cacahuete
- 2 cucharadas de salsa de soja
- 1 cucharada de azúcar
- 3 pulgadas de hierba de limón fresca
- 1 ½ cucharadas de salsa de pimienta
- 1 ½ pulgadas de jengibre, pelado
- 3 dientes de ajo
- 2 ½ cucharaditas de aceite de sésamo
- 13 onzas de costillas de cerdo deshuesadas

Direcciones

Prepare un baño de agua y coloque el Sous Vide en él. Ajuste a 135 F. Mezcle todos los ingredientes de la lista en una licuadora, excepto las costillas y el cilantro, hasta obtener una pasta suave. Coloque las costillas y la mezcla en una bolsa con cierre al vacío. Libere el aire por el método de desplazamiento de agua y selle la bolsa. Colocar en el baño de agua. Programar el temporizador a 8 horas.

13. Costillitas con salsa china

Tiempo de preparación y cocción: 4 horas 25 minutos | Raciones: 4

Ingredientes

- 1/3 de taza de salsa hoisin
- 1/3 de taza de salsa de soja oscura
- 1/3 de taza de azúcar
- 3 cucharadas de miel
- 3 cucharadas de vinagre blanco
- 1 cucharada de pasta de judías fermentadas
- 2 cucharaditas de aceite de sésamo
- 2 dientes de ajo machacados
- Un trozo de jengibre fresco rallado de 1 pulgada
- 1 ½ cucharadita de polvo de cinco especias
- Sal al gusto
- ½ cucharadita de pimienta negra fresca molida
- 3 libras de costillitas
- Hojas de cilantro para servir

Direcciones

Prepare un baño de agua y coloque el Sous Vide en él. Ajuste la temperatura a 168 F. En un bol, mezcle la salsa hoisin, la salsa de soja oscura, el azúcar, el vinagre blanco, la miel, la pasta de judías, el aceite de sésamo, las cinco especias en polvo, la sal, el jengibre, el blanco y el negro pimienta. Reservar 1/3 de la mezcla y dejar enfriar. Pincelar las costillas con la mezcla y repartirlas entre 3 bolsas con cierre al vacío. Liberar el aire por el método de desplazamiento de agua, sellar y sumergir las bolsas en el baño de agua. Cocer durante 4 horas.

Precalentar el horno a 400 F. Una vez que el temporizador se haya detenido, sacar las costillas y pincelarlas con la mezcla restante. Páselas a una bandeja de horno y métalas en el horno. Hornee durante 3 minutos. Sacar y dejar reposar 5 minutos. Corte la rejilla y cubra con cilantro. Servir y disfrutar.

14.   Costillas de cerdo a la jamaicana

Tiempo de preparación y cocción: 20 horas 10 minutos | Raciones: 6

Ingredientes

- 5 libras (2) de costillitas de cerdo, bastidores completos
- ½ taza de mezcla de condimentos de jerk

Direcciones

Prepare un baño de agua, coloque el Sous Vide en él y programe a 145 F. Corte las rejillas en mitades y sazónelas con la mitad del condimento jerk. Coloque las rejillas en rejillas separadas que puedan cerrarse al vacío. Libere el aire por el método de desplazamiento de agua, selle y sumerja las bolsas en el baño de agua. Programe el temporizador a 20 horas.

Cubra el baño de agua con una bolsa para reducir la evaporación y añada agua cada 3 horas para evitar que el agua se seque. Una vez que el temporizador se haya detenido, retirar y desprecintar la bolsa. Pasar las costillas a una bandeja de horno con papel de aluminio y precalentar la parrilla a fuego alto. Frote las costillas con el resto del condimento jerk y colóquelas en la parrilla. Asar durante 5 minutos. Cortar en costillas individuales. Sirve y disfruta.

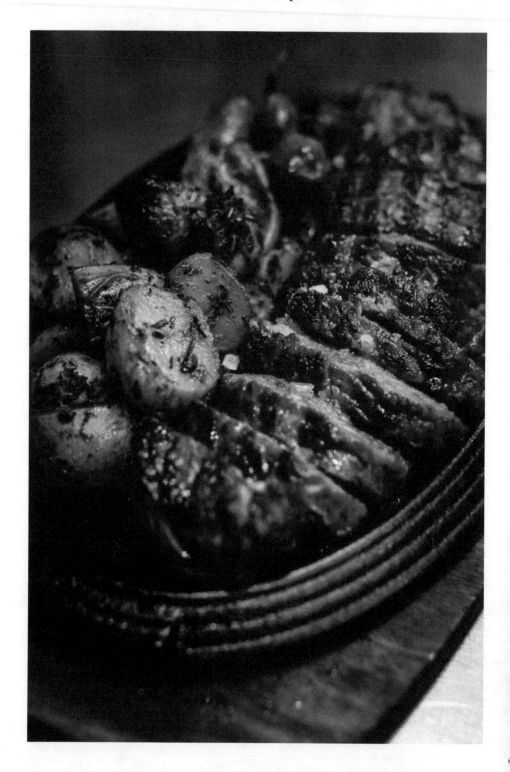

CAPÍTULO 3.   Aves de corral

15.   Tacos de Pollo y Chorizo con Chili Queso

Tiempo de preparación y cocción: 3 horas 25 minutos | Raciones: 6

Ingredientes

- 2 salchichas de cerdo sin tripa
- 1 chile poblano, sin tallo y sin semillas
- ½ chile jalapeño, sin tallo
- 4 cebollas picadas
- 1 manojo de hojas de cilantro fresco
- ½ taza de perejil fresco picado
- 3 dientes de ajo
- 2 cucharadas de zumo de lima
- 1 cucharadita de sal
- ¾ cucharadita de cilantro molido
- ¾ cucharadita de comino molido
- 4 pechugas de pollo, cortadas en rodajas
- 1 cucharada de aceite vegetal
- ½ cebolla amarilla, cortada en rodajas finas

- 8 tacos de maíz

- 3 cucharadas de queso Provolone

- 1 tomate

- 1 Lechuga Iceberg, cortada en tiras

Direcciones

Ponga la ½ taza de agua, el chile poblano, el chile jalapeño, los cebollines, el cilantro, el perejil, el ajo, el jugo de limón, la sal, el cilantro y el comino en una licuadora y mezcle hasta que esté suave. Coloque las tiras de pollo y la mezcla de pimientos en una bolsa con cierre al vacío. Transfiera a la nevera y deje que se enfríe durante 1 hora.

Prepare un baño de agua y coloque el Sous Vide en él. Ajuste a 141 F. Coloque la mezcla de pollo en el baño. Cocine durante 1 hora y 30 minutos. Caliente el aceite en una sartén a fuego medio y saltee la cebolla durante 3 minutos. Añade el chorizo y cocina durante 5-7 minutos. Una vez que el temporizador se haya detenido, retire el pollo. Deseche el jugo de la cocción. Añade el pollo y mezcla bien. Rellena las tortillas con la mezcla de pollo y chorizo. Cubre con queso, tomate y lechuga. Servir.

16.   Pollo con miel picante fácil

Tiempo de preparación y cocción: 1 hora y 45 minutos | Raciones: 4

Ingredientes

- 8 cucharadas de mantequilla
- 8 dientes de ajo picados
- 6 cucharadas de salsa de chile
- 1 cucharadita de comino
- 4 cucharadas de miel
- Zumo de 1 lima
- Sal y pimienta negra al gusto
- 4 pechugas de pollo deshuesadas y sin piel

Direcciones

Prepare un baño de agua y coloque el Sous Vide en él. Caliente una cacerola a fuego medio y ponga la mantequilla, el ajo, el comino, la salsa de chile, el azúcar, el zumo de lima y una pizca de sal y pimienta. Cocine durante 5 minutos.

Combine el pollo con sal y pimienta y colóquelo en 4 bolsas con cierre al vacío con el marinado. Suelte el aire por el método de desplazamiento de agua, selle y sumerja las bolsas en el baño de agua. Cocer durante 1 hora y 30 minutos. Una vez que el temporizador se haya detenido, retire el pollo y séquelo con toallas de cocina. Reserve la mitad de los jugos de cocción de cada bolsa y páselos a una olla a fuego medio calor. Cocinar hasta que la salsa hierva a fuego lento, entonces poner el pollo dentro y cocinar durante 4 minutos. Retirar el pollo y cortarlo en rodajas. Servir con arroz.

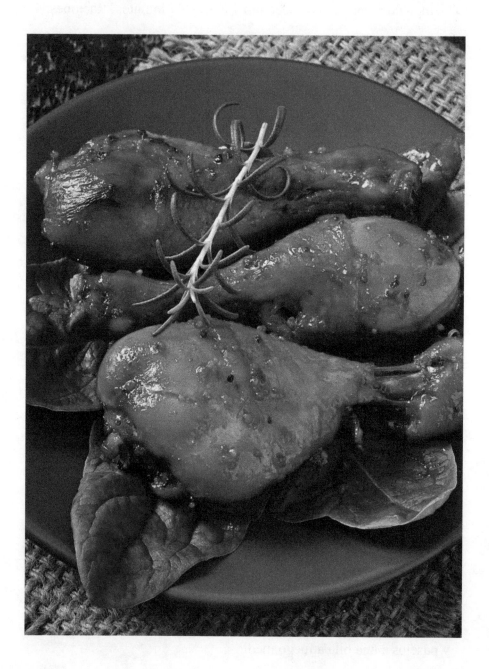

17.   Pollo frito casero crujiente

Tiempo de preparación y cocción: 3 horas 20 minutos | Raciones: 8

Ingredientes

- ½ cucharada de albahaca seca
- 2 ¼ tazas de crema agria
- 8 muslos de pollo
- Sal y pimienta blanca al gusto
- ½ taza de aceite vegetal
- 3 tazas de harina
- 2 cucharadas de ajo en polvo
- 1 ½ cucharadas de pimienta roja de Cayena en polvo
- 1 cucharada de mostaza seca

Direcciones

Prepare un baño de agua y coloque el Sous Vide en él. Programe a 156 F. Sazone el pollo con sal y colóquelo en una bolsa con cierre al vacío. Libere el aire por el método de desplazamiento de agua, selle y sumerja en el baño de agua. Cocine durante 3 horas. Una vez que el temporizador se haya detenido, retire el pollo y séquelo con toallas de cocina.

Combine la sal, la harina, el ajo en polvo, la pimienta roja en polvo, la mostaza, la pimienta blanca y la albahaca en un bol. Poner la crema agria en otro bol. Pasar el pollo por la mezcla de harina, luego por la crema agria y de nuevo por la mezcla de harina. Calentar el aceite en una sartén a fuego medio. Cocinar los muslos durante 3-4

41

minutos hasta que estén crujientes. Servir.

18.   Pollo Cordon Bleu clásico

Tiempo de preparación + cocción: 1 hora 50 minutos + tiempo de enfriamiento | Raciones: 4

Ingredientes

- ½ taza de mantequilla
- 4 pechugas de pollo deshuesadas y sin piel
- Sal y pimienta negra al gusto
- 1 cucharadita de pimienta de cayena
- 4 dientes de ajo picados
- 8 lonchas de jamón
- 8 lonchas de queso emmental

Direcciones

Prepare un baño de agua y coloque el Sous Vide en él. Programe a 141 F. Sazone el pollo con sal y pimienta. Cúbralo con papel de plástico y enróllelo. Reserve y deje que se enfríe.

Calentar una cacerola a fuego medio y añadir un poco de pimienta negra, pimienta de cayena, 1/4 de taza de mantequilla y ajo. Cocinar hasta que la mantequilla se derrita. Pasar a un bol. Frote el pollo por un lado con la mezcla de mantequilla. A continuación, colocar 2 lonchas de jamón y 2 de queso y cubrirlo. Enrolle cada pechuga con un envoltorio de plástico y llévela a la nevera durante 2-3 horas o al congelador durante 20-30 minutos.

Colocar la pechuga en dos bolsas con cierre al vacío. Libere el aire por el método de desplazamiento de agua, selle y sumerja las bolsas en el baño de agua.

Cocer durante 1 hora y 30 minutos. Una vez hechas, retirar las pechugas y quitar el plástico. Calentar el resto de la mantequilla en una sartén a fuego medio y dorar el pollo durante 1-2 minutos por cada lado.

19.Pechugas de pollo picantes

Tiempo de preparación y cocción: 1 hora 40 minutos | Raciones: 4

Ingredientes

- ½ taza de salsa de chile - 2 cucharadas de mantequilla
- 1 cucharada de vinagre blanco
- 1 cucharada de vinagre de cava
- 4 pechugas de pollo, cortadas por la mitad
- Sal y pimienta negra al gusto

Direcciones

Prepare un baño de agua y coloque el Sous Vide en él. Caliente una cacerola a fuego medio y combine la salsa de chile, 1 cucharada de mantequilla y el vinagre. Cocine hasta que la mantequilla se derrita. Reserve. Sazone el pollo con sal y pimienta y colóquelo en dos bolsas con cierre al vacío con la mezcla de chile. Suelte el aire por el método de desplazamiento de agua, selle y sumerja las bolsas en el baño de agua. Cocer durante 1 hora y 30 minutos. Una vez que el temporizador se haya detenido, retire el pollo y transfiéralo a una bandeja para hornear. Deseche los jugos de la cocción. Calentar el resto de la mantequilla en una sartén a fuego alto y dorar el pollo 1 minuto por cada lado. Cortar en tiras. Servir.

20.   Deliciosas alitas de pollo con búfalo Salsa

Tiempo de preparación y cocción: 3 horas | Raciones: 3

Ingredientes

- 3 libras de alas de pollo de capón
- 2½ tazas de salsa búfalo
- 1 manojo de perejil fresco

Direcciones

Prepare un baño de agua y coloque el Sous Vide en él. Programe a 148 F. Combine las alas de capón con sal y pimienta. Colóquelo en una bolsa con cierre al vacío con 2 tazas de salsa búfalo. Libere el aire por el método de desplazamiento de agua, selle y sumerja la bolsa en el baño de agua. Cocer durante 2 horas. Calentar el horno a la parrilla. Una vez que el temporizador se haya detenido, saque las alas y páselas a un bol. Vierta el resto de la salsa búfalo y mezcle bien. Pasar las alitas a una bandeja de horno con papel de aluminio y cubrirlas con la salsa restante. Hornee durante 10 minutos, dándoles la vuelta al menos una vez. Adornar con perejil.

21. Envolturas de lechuga saladas con jengibre y chile

Pollo

Tiempo de preparación y cocción: 1 hora y 45 minutos | Raciones: 5

Ingredientes

- ½ taza de salsa hoisin
- ½ taza de salsa de chile dulce
- 3 cucharadas de salsa de soja
- 2 cucharadas de jengibre rallado
- 2 cucharadas de jengibre molido
- 1 cucharada de azúcar moreno
- 2 dientes de ajo picados
- Zumo de 1 lima
- 4 pechugas de pollo, cortadas en cubos
- Sal y pimienta negra al gusto
- 12 hojas de lechuga, enjuagadas
- ⅛ taza de semillas de amapola 4 cebollinos

Direcciones

Prepare un baño de agua y coloque el Sous Vide en él. Ponlo a 141 F. Combina la salsa de chile, el jengibre, la salsa de soja, el azúcar moreno, el ajo y la mitad del zumo de lima. Caliente una cacerola a fuego medio y vierta la mezcla. Cocine durante 5 minutos. Reserve.

Sazone las pechugas con sal y pimienta. Colóquelas en una capa uniforme en una bolsa con cierre al vacío con la mezcla de salsa de chile. Suelte el aire por el método de desplazamiento de agua, selle y sumerja la bolsa en el baño de agua. Cocer durante 1 hora y 30 minutos.

Una vez que el temporizador se haya detenido, retire el pollo y séquelo con toallas de cocina. Deseche los jugos de la cocción. Combinar la salsa hoisin con los cubos de pollo y mezclar bien. Hacer montones de 6 hojas de lechuga.

Reparte el pollo entre las hojas de lechuga y cubre con las semillas de amapola y el cebollino antes de envolverlo.

22.　　　Pechugas de pollo al limón aromáticas

Tiempo de preparación y cocción: 1 hora 50 minutos | Raciones: 4

Ingredientes

- 3 cucharadas de mantequilla
- 4 pechugas de pollo deshuesadas y sin piel
- Sal y pimienta negra al gusto
- Ralladura y zumo de 1 limón
- ¼ de taza de nata líquida
- 2 cucharadas de caldo de pollo
- 1 cucharada de hojas de salvia fresca picada
- 1 cucharada de aceite de oliva
- 3 dientes de ajo picados
- 1/4 de taza de cebollas rojas picadas
- 1 limón grande, cortado en rodajas finas

Direcciones

Prepare un baño de agua y coloque el Sous Vide en él. Ajuste a 141 F. Sazone la pechuga con sal y pimienta.

Caliente una cacerola a fuego medio y combine el zumo y la ralladura de limón, la nata espesa, 2 cucharadas de mantequilla, el caldo de pollo, la salvia, el aceite de oliva, el ajo y las cebollas rojas. Cocine hasta que la mantequilla se haya derretido. Colocar las pechugas en 2 bolsas con cierre al vacío con la mezcla de limón y mantequilla. Añada el limón rebanadas. Liberar el aire por el método de desplazamiento de agua, sellar y sumergir las bolsas en el baño. Cocer durante 90 minutos.

Una vez que el temporizador se haya detenido, retire las pechugas y séquelas con un paño de cocina. Deseche los jugos de la cocción. Calentar la mantequilla restante en una sartén y dorar las pechugas durante 1 minuto por cada lado. Cortar las pechugas en tiras. Servir.

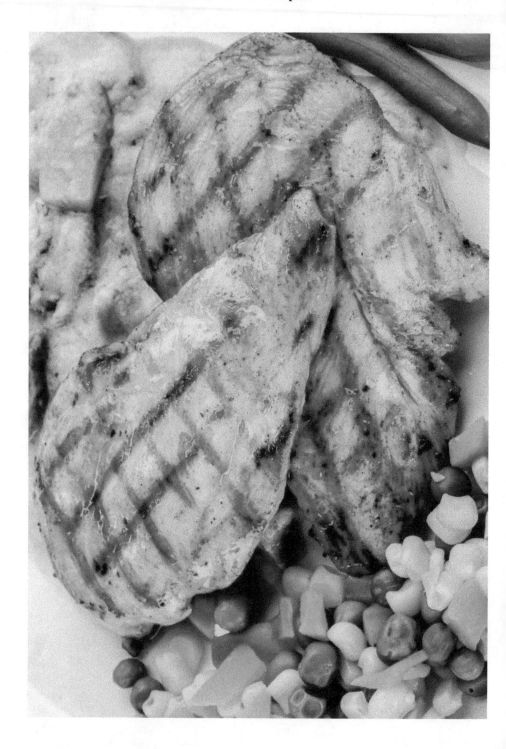

CAPÍTULO 4. Pescado y marisco

23. Fletán con jerez dulce y miso Esmalte

Tiempo de preparación y cocción: 50 minutos | Raciones: 4

Ingredientes

- 1 cucharada de aceite de oliva
- 2 cucharadas de mantequilla
- ⅓ taza de jerez dulce
- ⅓ taza de miso rojo
- ¼ de taza de mirin
- 3 cucharadas de azúcar moreno
- 2½ cucharadas de salsa de soja
- 4 filetes de fletán
- 2 cucharadas de cebollas picadas
- 2 cucharadas de perejil fresco picado

Direcciones

Prepare un baño de agua y coloque el Sous Vide en él. Poner a 134 F. Calentar la mantequilla en una cacerola a fuego medio-bajo. Añada el jerez dulce, el miso, el mirin, el azúcar moreno y la salsa de soja durante 1 minuto. Aparte. Deje que para que se enfríe. Colocar el fletán en 2 bolsas con cierre al vacío. Liberar el aire por el método de desplazamiento de agua, sellar y sumergir las bolsas en el baño de agua. Cocer durante 30 minutos.

Una vez que el temporizador se haya detenido, saque el mero de las bolsas y séquelo con toallas de cocina. Reservar el jugo de la cocción. Caliente una cacerola a fuego alto y vierta el jugo de la cocción. Cocinar hasta que se reduzca a la mitad.

Calentar el aceite de oliva en una sartén a fuego medio y pasar los filetes. Dórelos durante 30 segundos por cada lado hasta que estén crujientes. Sirva el pescado y rocíe con el glaseado de miso. Adorne con cebolletas y perejil.

24. Salmón crujiente con jengibre dulce Esmalte

Tiempo de preparación y cocción: 53 minutos | Raciones: 4

Ingredientes

- ½ taza de salsa Worcestershire
- 6 cucharadas de azúcar blanco
- 4 cucharadas de mirin
- 2 dientes de ajo pequeños, picados
- ½ cucharadita de maicena
- ½ cucharadita de jengibre fresco rallado
- 4 filetes de salmón
- 4 cucharaditas de aceite vegetal
- 2 tazas de arroz cocido, para servir
- 1 cucharadita de semillas de amapola tostadas

Direcciones

Prepare un baño de agua y coloque el Sous Vide en él. Pon a 129 F. Combina la salsa Worcestershire, el azúcar, el mirin, el ajo, la maicena y el jengibre en una olla a fuego medio. Cocine durante 1 minuto hasta que el azúcar se haya disuelto. Reserve 1/4 de taza de salsa. Deje que se enfríe. Colocar los filetes de salmón en 2 bolsas con cierre al vacío con la salsa restante.

Liberar el aire por el método de desplazamiento de agua, sellar y sumergir las bolsas en el baño. Cocer durante 40 minutos.

Una vez que el temporizador se haya detenido, saca los filetes de las bolsas y sécalos con toallas de cocina. Calentar una cacerola a fuego medio y cocinar la taza de salsa durante 2 minutos hasta que espese. Caliente el aceite en una sartén. Dorar el salmón durante 30 segundos por cada lado. Servir el salmón con la salsa y las semillas de amapola.

25.   Sabrosa trucha con salsa de tamari

Tiempo de preparación y cocción: 35 minutos | Raciones: 4

Ingredientes

- ¼ de taza de aceite de oliva
- 4 filetes de trucha, sin piel y en rodajas
- ½ taza de salsa Tamari
- ¼ de taza de azúcar moreno claro
- 2 dientes de ajo picados
- 1 cucharada de mostaza Coleman's

Direcciones

Prepare un baño de agua y coloque el Sous Vide en él. Ajuste a 130 F. Combine la salsa Tamari, el azúcar moreno, el aceite de oliva y el ajo. Coloque la trucha en una bolsa con cierre al vacío con la mezcla de tamari. Libere el aire por el método de desplazamiento del agua, selle y sumerja la bolsa en el baño. Cocine durante 30 minutos. Una vez que el temporizador se haya detenido, retire la trucha y séquela con un paño de cocina. Deseche los jugos de la cocción. Adornar con salsa tamari y mostaza para servir.

26.   Pescado con cítricos y salsa de coco

Tiempo de preparación: 1 hora 57 minutos | Raciones: 6

Ingredientes

- 2 cucharadas de aceite vegetal
- 4 tomates, pelados y picados
- 2 pimientos rojos, cortados en dados
- 1 cebolla amarilla, cortada en dados
- ½ taza de zumo de naranja
- ¼ de taza de zumo de lima
- 4 dientes de ajo picados
- 1 cucharadita de semillas de alcaravea machacadas
- 1 cucharadita de comino en polvo
- 1 cucharadita de pimienta de cayena
- ½ cucharadita de sal
- 6 filetes de bacalao, sin piel, cortados en cubos
- 14 onzas de leche de coco
- ¼ de taza de coco rallado
- 3 cucharadas de cilantro fresco picado

Direcciones

Prepare un baño de agua y coloque el Sous Vide en él. Ponlo a 137 F. Combina en un bol el zumo de naranja, el zumo de lima, el ajo, las semillas de alcaravea, el comino, la pimienta de cayena y la sal.
Unte los filetes con la mezcla de lima. Tápelos y déjelos enfriar en la nevera durante 1 hora.

Mientras tanto, calienta el aceite en una cacerola a fuego medio y pon los tomates, los pimientos, la cebolla y la sal. Cocinar durante 4-5 minutos hasta que se ablanden. Vierte la leche de coco sobre la mezcla de tomate y cocina durante 10 minutos. Deja que se enfríe.

Sacar los filetes de la nevera y meterlos en 2 bolsas con cierre al vacío con la mezcla de coco. Suelte el aire por el método de desplazamiento de agua, selle y sumerja las bolsas en el baño de agua. Cocer durante 40 minutos. Una vez que el temporizador se haya detenido, retire las bolsas y transfiera el contenido a una fuente de servir. Decorar con coco rallado y cilantro. Servir con arroz.

27.   Eglefino escalfado con lima y perejil

Tiempo de preparación y cocción: 75 minutos | Raciones: 4

Ingredientes

- 4 filetes de eglefino con piel
- ½ cucharadita de sal
- 6 cucharadas de mantequilla
- Ralladura y zumo de 1 lima
- 2 cucharaditas de perejil fresco picado
- 1 lima, cortada en cuartos

Direcciones

Prepare un baño de agua y coloque el Sous Vide en él. Programe a 137 F. Sazone los filetes con sal y colóquelos en 2 bolsas con cierre al vacío. Añada la mantequilla, la mitad de la ralladura de lima y el zumo de lima, y 1 cucharada de perejil. Suelte el aire por el método de desplazamiento del agua. Pasar al frigorífico y dejar enfriar durante 30 minutos. Sellar y sumergir las bolsas en el baño de agua. Cocer durante 30 minutos.

Una vez que el temporizador se haya detenido, retirar los filetes y secarlos con un paño de cocina. Caliente el resto de la mantequilla en una sartén a fuego medio y dore los filetes durante 45 segundos por cada lado, echando la mantequilla derretida por encima. Secar con un paño de cocina y pasar a un plato.

Adorne con cuartos de lima y sirva.

28. Tilapia crujiente con mostaza y arce Salsa

Tiempo de preparación y cocción: 65 minutos | Raciones: 4

Ingredientes

- 2 cucharadas de jarabe de arce - 6 cucharadas de mantequilla
- 2 cucharadas de mostaza de Dijon
- 2 cucharadas de azúcar moreno
- cucharada de perejil
- 1 cucharada de tomillo
- 2 cucharadas de salsa de soja
- cucharada de vinagre de vino blanco 4 filetes de tilapia con piel

Direcciones

Prepare un baño de agua y coloque el Sous Vide en él. Poner a 114 F. Derretir 4 cucharadas de mantequilla en una sartén a fuego medio y saltear la mostaza, el azúcar moreno, el jarabe de arce, la salsa de soja, el vinagre, el perejil y el tomillo durante 2 minutos. Deje enfriar.

Colocar los filetes de tilapia en una bolsa con cierre al vacío con salsa de arce. Libere el aire por el método de desplazamiento de agua, selle y sumerja la bolsa en el baño de agua. Cocer durante 45 minutos. Una vez listos, saque los filetes y colóquelos en una sartén precalentada con el resto de la mantequilla. Dórelos durante 2 minutos. Servirlos cubiertos con la salsa de mostaza.

29.　Ensalada de pez espada y patatas con Aceitunas de Kalamata

Tiempo de preparación y cocción: 3 horas 5 minutos | Raciones: 2

Ingredientes

- Patatas
- 3 cucharadas de aceite de oliva
- 1 libra de batatas
- 2 cucharaditas de sal
- 3 ramitas de tomillo fresco
- Pescado
- 1 cucharada de aceite de oliva
- 1 filete de pez espada
- Sal y pimienta negra al gusto
- 1 cucharadita de aceite de canola
- Ensalada
- 1 taza de hojas de espinacas baby
- 1 taza de tomates cherry cortados por la mitad
- ¼ de taza de aceitunas Kalamata picadas
- 1 cucharada de aceite de oliva
- 1 cucharadita de mostaza de Dijon
- 3 cucharadas de vinagre de sidra
- ¼ de cucharadita de sal

Direcciones

Para hacer las patatas: prepare un baño de agua y coloque el Sous Vide en él. Programe a 192 F.

Colocar las patatas, el aceite de oliva, la sal marina y el tomillo en una bolsa con cierre al vacío. Suelte el aire por el método de desplazamiento de agua, selle y sumerja la bolsa en el baño de agua. Cocer durante 1 hora y 15 minutos. Una vez que el temporizador se haya detenido, retire la bolsa y no la abra. Reservar.

Para hacer el pescado: Prepare un baño de agua y coloque el Sous Vide en él. Programe a 104 F. Sazone el pez espada con sal y pimienta. Introdúzcalo en una bolsa con cierre al vacío con aceite de oliva. Libere el aire por el método de desplazamiento del agua, selle y sumerja la bolsa en el baño de agua. Cocer durante 30 minutos.

Caliente el aceite de canola en una sartén a fuego alto. Saque el pez espada y séquelo con toallas de cocina. Deseche el jugo de la cocción. Ponga el pez espada en la sartén y cocínelo durante 30 segundos por cada lado. Córtelo en rodajas y cúbralo con papel de plástico. Reservar.

Por último, prepare la ensalada: en una ensaladera, añada los tomates cherry, las aceitunas, el aceite de oliva, la mostaza, el vinagre de sidra y la sal y mezcle bien. Añade las espinacas baby. Retire las patatas y córtelas por la mitad. Deseche el jugo de la cocción. Cubra la ensalada con las patatas y el pez espada para servir.

30. Pargo a la mantequilla con cítricos Salsa de azafrán

Tiempo de preparación y cocción: 55 minutos | Raciones: 4

Ingredientes

- 4 trozos de pargo rojo limpio
- 2 cucharadas de mantequilla
- Sal y pimienta negra al gusto
- Para la salsa de cítricos
- 1 limón
- 1 pomelo
- 1 cal
- 3 naranjas
- 1 cucharadita de mostaza de Dijon
- 2 cucharadas de aceite de canola
- 1 cebolla amarilla
- 1 calabacín en dados
- 1 cucharadita de hilos de azafrán
- 1 cucharadita de chile picado
- 1 cucharada de azúcar
- 3 tazas de caldo de pescado
- 3 cucharadas de cilantro picado

Direcciones

Prepare un baño de agua y coloque el Sous Vide en él. Ajusta la temperatura a 132 F. Sazona los filetes de pargo con sal y pimienta y colócalos en una bolsa con cierre al vacío. Libere el aire por el método de desplazamiento de agua, selle y sumerja la bolsa en el baño de agua. Cocine durante 30 minutos.

Pelar las frutas y cortarlas en cubos. Calentar el aceite en una sartén a fuego medio y poner la cebolla y el calabacín. Saltear durante 2-3 minutos. Añadir las frutas, el azafrán, la pimienta, la mostaza y el azúcar. Cocinar durante 1 minuto más. Incorporar el caldo de pescado y cocinar a fuego lento durante 10 minutos. Adornar con el cilantro y reservar. Cuando el temporizador se haya detenido, retire el pescado y páselo a un plato. Rocíe con la salsa de cítricos y azafrán y sirva.

CAPÍTULO 5. Huevos

31.   Tortilla de carne picada

Tiempo de preparación y cocción: 35 minutos | Raciones: 3

Ingredientes

- 1 taza de carne picada magra
- ¼ de taza de cebollas finamente picadas
- ¼ cucharadita de tomillo seco molido
- ½ cucharadita de orégano seco molido
- Sal y pimienta negra al gusto 1 cucharada de aceite de oliva

Cómo llegar :

Precalentar el aceite en una sartén a fuego medio. Añadir las cebollas y saltearlas durante unos 3-4 minutos, o hasta que estén translúcidas. Añadir la carne picada y cocinar durante 5 minutos, removiendo de vez en cuando. Espolvorear con un poco de sal, pimienta, tomillo y orégano. Remover bien y cocinar un minuto más. Retirar del fuego y reservar.

Prepare un baño de agua y coloque el Sous Vide en él. Ajuste la temperatura a 170 F. Bata los huevos en un bol mediano y viértalos en una bolsa con cierre al vacío. Añada la mezcla de carne.

Libere el aire por el método de desplazamiento de agua y selle la bolsa.

Sumergir la bolsa en el baño de agua y programar el temporizador para 15 minutos. Con un guante, masajee la bolsa cada 5 minutos para asegurar una cocción uniforme. Una vez que el temporizador se haya detenido, retire la bolsa del baño de agua y transfiera la tortilla a un plato para servir.

32.   Huevos con tocino

Tiempo de preparación y cocción: 7 horas 15 minutos | Raciones: 4

Ingredientes

- 4 huevos cocidos
- 1 cucharadita de mantequilla
- 7 onzas de tocino, en rodajas
- 1 cucharada de mostaza de Dijon
- 4 onzas de queso mozzarella, en rodajas
- Sal y pimienta negra al gusto

Direcciones

Prepare un baño de agua y coloque el Sous Vide en él. Ajusta a 140 F. Frota el bacon con mantequilla y pimienta. Coloque una rebanada de queso mozzarella sobre cada huevo y envuelva los huevos junto con el queso en tocino. Unte con mostaza y colóquelos en una bolsa con cierre al vacío. Libere el aire por el método de desplazamiento de agua, selle y sumerja la bolsa en el baño de agua. Programe el temporizador para 7 horas. Una vez que el temporizador se haya detenido, retire la bolsa y pásela a un plato. Servir caliente.

CAPÍTULO 6.   Aperitivos y Aperitivos

33.   Dedos de pollo italianos

Tiempo de preparación y cocción: 2 horas 20 minutos | Raciones: 3

Ingredientes

- 1 libra de pechugas de pollo
- 1 taza de harina de almendra
- cucharadita de ajo picado - 1 cucharadita de sal
- ½ cucharadita de pimienta de cayena
- 2 cucharaditas de hierbas italianas mezcladas
- ¼ de cucharadita de pimienta negra
- huevos batidos ¼ de taza de aceite de oliva

Direcciones

Enjuague la carne bajo el chorro de agua fría y séquela con papel de cocina. Sazone con una mezcla de hierbas italianas y colóquela en una bolsa grande con cierre al vacío. Selle la bolsa y cocine el pollo al vacío durante 2 horas a 167 F. Sáquelo del baño de agua y resérvelo. Ahora mezcle la harina, la sal, la cayena, las hierbas italianas y la pimienta en un bol y reserve. En otro bol, bata los huevos y reserve. Caliente

71

aceite de oliva en una sartén grande, a fuego medio. Sumergir el pollo en el huevo batido y pasarlo por la mezcla de harina. Freír durante 5 minutos por cada lado, o hasta que se dore.

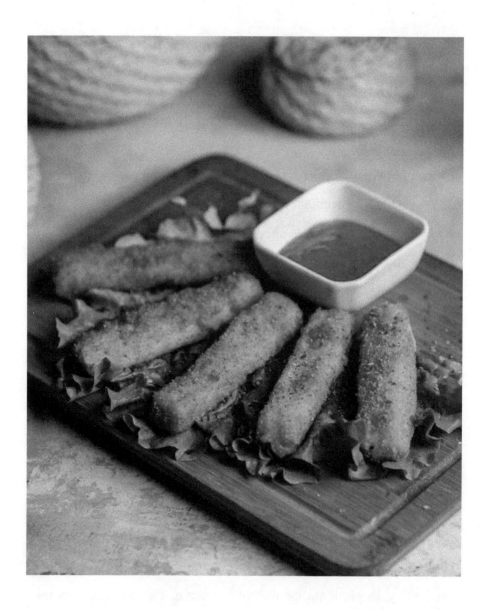

34.   Bocaditos de pollo a la cereza

Tiempo de preparación y cocción: 1 hora y 40 minutos | Raciones: 3

Ingredientes

- 1 libra de pechuga de pollo, deshuesada y sin piel, cortada en trozos del tamaño de un bocado
- 1 pimiento rojo picado en trozos
- 1 pimiento verde picado en trozos
- 1 taza de tomates cherry enteros
- 1 taza de aceite de oliva
- 1 cucharadita de mezcla de condimentos italianos
- 1 cucharadita de pimienta de cayena
- ½ cucharadita de orégano seco
- Sal y pimienta negra al gusto

Direcciones

Enjuagar la carne bajo el chorro de agua fría y secarla con papel de cocina. Córtala en trozos del tamaño de un bocado y resérvala. Lavar los pimientos y cortarlos en trozos. Lavar los tomates cherry y quitarles los tallos verdes. Reservar. En un bol, mezcle el aceite de oliva con el condimento italiano, la cayena, la sal y la pimienta. Remover hasta que se incorpore bien. Añadir la carne y cubrirla bien con la marinada. Dejar reposar durante 30 minutos para que los sabores se fundan y penetren en la carne. Coloque la carne junto con las verduras en una bolsa con cierre al vacío. Añada tres cucharadas de la marinada y cierre la bolsa. Cocine en sous vide durante 1 hora a 149 F.

35.   **Pannini de salchicha italiana con hierbas**

Tiempo de preparación y cocción: 3 horas 15 minutos | Raciones: 4

Ingredientes

- 1 libra de salchicha italiana 1 pimiento rojo en rodajas
- 1 pimiento amarillo, cortado en rodajas
- 1 cebolla, cortada en rodajas
- 1 diente de ajo picado
- 1 taza de zumo de tomate
- 1 cucharadita de orégano seco
- 1 cucharadita de albahaca seca
- 1 cucharadita de aceite de oliva
- Sal y pimienta negra al gusto
- 4 rebanadas de pan

Direcciones

Prepare un baño de agua y coloque el Sous Vide en él. Ajuste a 138 F. Coloque las salchichas en una bolsa con cierre al vacío. Añada el ajo, la albahaca, la cebolla, el pimiento, el jugo de tomate y el orégano en cada bolsa. Libere el aire por el método de desplazamiento de agua, selle y sumerja las bolsas en el baño de agua. Cocer durante 3 horas.

Una vez que el temporizador se haya detenido, saque las salchichas y páselas a una sartén caliente. Fríalas durante 1 minuto por cada lado. Reservar. Añada el resto de los ingredientes en la sartén, sazone con sal y pimienta. Cocine hasta que el agua se haya evaporado. Servir las salchichas y el resto de ingredientes entre el pan.

36.   Tostada de caqui con canela

Tiempo de preparación y cocción: 4 horas 10 minutos | Raciones: 6

Ingredientes

- 4 rebanadas de pan tostadas
- 4 caquis picados
- 3 cucharadas de azúcar
- ½ cucharadita de canela
- 2 cucharadas de zumo de naranja
- ½ cucharadita de extracto de vainilla

Direcciones

Prepare un baño de agua y coloque el Sous Vide en él. Ajuste a 155 F. Coloque los caquis en una bolsa con cierre al vacío. Añada el zumo de naranja, el extracto de vainilla, el azúcar y la canela.

Cierre la bolsa y agite bien para cubrir los trozos de caqui. Suelte el aire por el desplazamiento del agua

método, sellar y sumergir la bolsa en el baño de agua. Programe el temporizador para 4 horas. Una vez que el temporizador se haya detenido, retire la bolsa y transfiera los caquis a un procesador de alimentos. Triturar hasta que esté suave. Extienda la mezcla de caquis sobre el pan.

37.   Alitas de pollo con jengibre

Tiempo de preparación y cocción: 2 horas 25 minutos | Raciones: 4

Ingredientes

- 2 libras de alas de pollo
- ¼ de taza de aceite de oliva virgen extra
- 4 dientes de ajo
- 1 cucharada de hojas de romero finamente picadas
- 1 cucharadita de pimienta blanca
- 1 cucharadita de pimienta de cayena
- 1 cucharada de tomillo fresco, finamente picado
- 1 cucharada de jengibre fresco rallado
- ¼ de taza de zumo de lima
- ½ taza de vinagre de sidra de manzana

Direcciones

En un bol grande, combine el aceite de oliva con el ajo, el romero, la pimienta blanca, la pimienta de cayena, el tomillo, el jengibre, el zumo de lima y el vinagre de sidra de manzana. Sumerja las alas en esta mezcla y tápelas. Refrigere durante una hora. Transfiera las alas junto con la marinada en una bolsa grande con cierre al vacío. Selle la bolsa y cocine en sous vide durante 1 hora y 15 minutos a 149 F. Saque de la bolsa sellable al vacío y dore antes de servir. Sirva y disfrute.

38.   Hamburguesas de ternera

Tiempo de preparación y cocción: 1 hora 55 minutos | Raciones: 4

Ingredientes

- libra de carne molida magra
- 1 huevo
- 2 cucharadas de almendras finamente picadas
- cucharada de harina de almendra
- 1 taza de cebollas, finamente picadas
- 2 dientes de ajo machacados
- ¼ de taza de aceite de oliva
- Sal y pimienta negra al gusto
- ¼ de taza de hojas de perejil, finamente picadas

Direcciones

En un bol, combine la carne picada con la cebolla finamente picada, el ajo, el aceite, la sal, la pimienta, el perejil y las almendras. Mezclar bien con un tenedor y añadir poco a poco la harina de almendras. Batir un huevo y refrigerar durante 40 minutos. Saque la carne del frigorífico y forme con cuidado hamburguesas de una pulgada de grosor y unos 10 centímetros de diámetro. Colóquelas en dos bolsas separadas con cierre al vacío y cocínelas al vacío durante una hora a 129 F.

CAPÍTULO 7.   Salsas, caldos y Caldos

39.   Salsa barbacoa picante

Tiempo de preparación y cocción: 1 hora y 15 minutos | Raciones: 10

Ingredientes

- 1 ½ lb de tomates pequeños
- ¼ de taza de vinagre de sidra de manzana
- ¼ de cucharadita de azúcar
- 1 cucharada de salsa Worcestershire
- ½ cucharada de humo de nogal líquido
- 2 cucharaditas de pimentón ahumado
- 2 cucharaditas de ajo en polvo
- 1 cucharadita de cebolla en polvo
- Sal al gusto
- ½ cucharadita de chile en polvo
- ½ cucharadita de pimienta de cayena
- 4 cucharadas de agua

Direcciones

Prepare un baño de agua, coloque el Sous Vide en él y programe a 185 F. Coloque los tomates en dos bolsas con cierre al vacío. Libere el aire por el método de desplazamiento del agua, selle y sumerja las bolsas en el baño. Programe el temporizador a 40 minutos.

Una vez que el temporizador se haya detenido, retirar y desprecintar las bolsas. Transfiera los tomates a una licuadora y hágalos puré hasta que estén suaves y espesos.

No añadir agua. Poner una olla a fuego medio, añadir el puré de tomate y los demás ingredientes. Llevar a ebullición, removiendo continuamente durante 20 minutos. Debe conseguirse una consistencia espesa.

40.   Salsa de tomate

Tiempo de preparación y cocción: 55 minutos | Raciones: 4

Ingredientes

- 1 lata (16 onzas) de tomates triturados
- 1 cebolla blanca pequeña, cortada en dados
- 1 taza de hojas de albahaca fresca
- 1 cucharada de aceite de oliva
- 1 diente de ajo machacado
- Sal al gusto
- 1 hoja de laurel 1 chile rojo

Direcciones

Prepare un baño de agua, coloque el Sous Vide en él y programe a 185 F. Coloque todos los ingredientes enumerados en una bolsa con cierre al vacío. Libere el aire por el método de desplazamiento de agua, selle y sumerja la bolsa en el baño de agua. Programe el temporizador para 40 minutos. Una vez que el temporizador se haya detenido, retire y desprecinte la bolsa. Deseche la hoja de laurel y transfiera el resto de los ingredientes a una licuadora y haga un puré suave. Servir como salsa de acompañamiento.

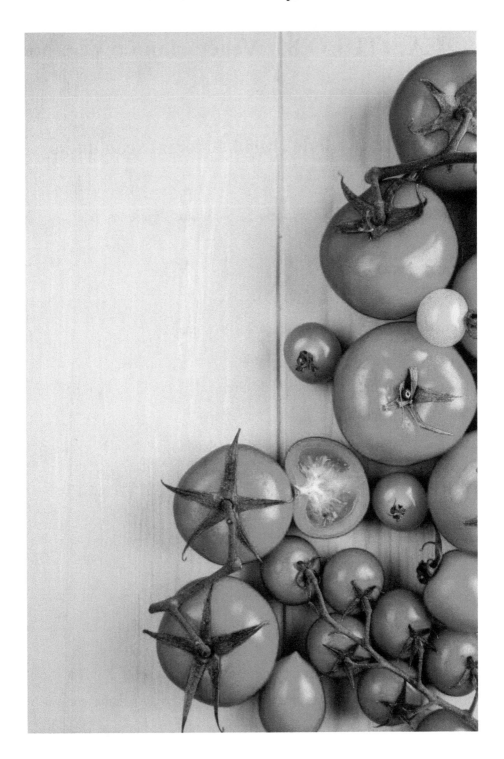

CAPÍTULO 8.   Vegetariano y Vegano

41.Sándwich de crema de tomate con queso

Tiempo de preparación y cocción: 55 minutos | Raciones: 8

Ingredientes

- ½ taza de queso crema
- 2 libras de tomates, cortados en gajos
- Sal y pimienta negra al gusto
- 2 cucharadas de aceite de oliva
- 2 dientes de ajo picados
- ½ cucharadita de salvia fresca picada
- ⅛ cucharadita de copos de pimienta roja
- ½ cucharadita de vinagre de vino blanco
- 2 cucharadas de mantequilla
- 4 rebanadas de pan
- 2 rebanadas de queso halloumi

Direcciones

Prepare un baño de agua y coloque el Sous Vide en él. Poner a 186 F. Poner los tomates en un colador sobre un bol y sazonar con sal. Remueva bien. Deje que se enfríen durante 30 minutos. Deseche los jugos. Combine la aceituna aceite, ajo, salvia, pimienta negra, sal y escamas de pimienta. Colocar en una bolsa con cierre al vacío. Suelte el aire por el método de desplazamiento de agua, selle y sumerja la bolsa en el baño de agua. Cocer durante 40 minutos. Una vez que el temporizador se haya detenido, retire la bolsa y pásela a una batidora. Añadir el vinagre y el queso crema. Mezclar hasta que esté suave. Pasar a un plato y sazonar con sal y pimienta si es necesario.

Para hacer las barritas de queso: calentar una sartén a fuego medio. Engrasa las rebanadas de pan con mantequilla y ponlas en la sartén. Coloca las rebanadas de queso sobre el pan y ponlas sobre otro pan con mantequilla. Tostar durante 1-2 minutos. Repetir con el resto del pan. Cortar en cubos. Servir sobre la sopa caliente.

42.   Queso Edamame al ajo y tabasco

Tiempo de preparación y cocción: 1 hora y 6 minutos | Raciones: 4

Ingredientes

- 1 cucharada de aceite de oliva
- 4 tazas de edamame fresco en vainas
- 1 cucharadita de sal
- 1 diente de ajo picado
- 1 cucharada de copos de pimienta roja
- 1 cucharada de salsa Tabasco

Direcciones

Prepare un baño de agua y coloque el Sous Vide en él. Caliente una olla con agua a fuego alto y blanquee las ollas de edamame durante 60 segundos. Escúrralos y páselos a un baño de agua helada. Combine el ajo, las escamas de pimienta roja, la salsa Tabasco y el aceite de oliva. Coloque el edamame en una bolsa con cierre al vacío. Vierta la salsa Tabasco. Libere el aire por el método de desplazamiento de agua, selle y sumerja la bolsa en el baño de agua. Cocer durante 1 hora. Servir y disfrutar.

43.   Maíz cítrico con salsa de tomate

Tiempo de preparación y cocción: 55 minutos | Raciones: 8

Ingredientes

- ⅓ taza de aceite de oliva
- 4 mazorcas de maíz amarillo, desgranadas
- Sal y pimienta negra al gusto
- 1 tomate grande, picado
- 3 cucharadas de zumo de limón
- 2 dientes de ajo picados
- 1 pimiento serrano sin semillas
- 4 cebolletas, sólo las partes verdes, picadas
- ½ manojo de hojas de cilantro fresco, picado

Direcciones

Prepare un baño de agua y coloque el Sous Vide en él. Programe a 186 F. Bata los callos con aceite de oliva y sazone con sal y pimienta. Colóquelos en una bolsa con cierre al vacío. Libere el aire por el método de desplazamiento de agua, selle y sumerja la bolsa en el baño de agua. Cocine durante 45 minutos.

Mientras tanto, combina bien el tomate, el zumo de limón, el ajo, el pimiento serrano, las cebolletas, el cilantro y el aceite de oliva restante en un bol. Precaliente una parrilla a fuego alto. Una vez que el temporizador se haya detenido, saca los callos y transfiérelos a la parrilla y cocínalos durante 2-3 minutos. Dejar enfriar. Cortar los granos de la mazorca y verter la salsa de tomate. Servir.

44.   Puré de patatas asadas a la salvia

Tiempo de preparación y cocción: 1 hora 35 minutos | Raciones: 6

Ingredientes

- ¼ de taza de mantequilla
- 12 batatas, sin pelar
- 10 dientes de ajo picados
- 4 cucharaditas de sal
- 6 cucharadas de aceite de oliva
- 5 ramitas de salvia fresca 1 cucharada de pimentón

Direcciones

Prepare un baño de agua y coloque el Sous Vide en él. Ajuste la temperatura a 192 F. Combine las patatas, el ajo, la sal, el aceite de oliva y 2 o 3 ramitas de tomillo y colóquelas en una bolsa con cierre al vacío. Libere el aire por el método de desplazamiento de agua, selle y sumerja la bolsa en el baño de agua. Cocer durante 1 hora y 15 minutos. Precalentar el horno a 450 F. Una vez que el temporizador se haya detenido, sacar las patatas y transferirlas a un bol. Separe los jugos de la cocción. Mezclar bien las patatas con la mantequilla y las ramitas de salvia restantes. Pasar a una bandeja de horno, previamente forrada con papel de aluminio. Hacer un agujero en el centro de las patatas y verter el jugo de la cocción. Hornear las patatas durante 10 minutos, dándoles la vuelta 5 minutos después. Desechar la salvia. Servir espolvoreadas con pimentón.

45.   Ensalada de remolacha al arce con anacardos &
Queso Fresco

Tiempo de preparación y cocción: 1 hora 35 minutos | Raciones: 8

Ingredientes

- 6 remolachas grandes, cortadas en trozos
- Sal y pimienta negra al gusto
- 3 cucharadas de jarabe de arce
- 2 cucharadas de mantequilla
- Ralladura de 1 naranja grande
- 1 cucharada de aceite de oliva
- ½ cucharadita de pimienta de cayena
- 1 ½ tazas de anacardos
- 6 taza de rúcula
- 3 mandarinas, peladas y segmentadas
- 1 taza de queso fresco desmenuzado

Direcciones

Prepare un baño de agua y coloque el Sous Vide en él. Ajuste a 186 F. Coloque los trozos de remolacha en una bolsa con cierre al vacío. Sazone con sal y pimienta. Añada 2 cucharadas de sirope de arce, mantequilla y ralladura de naranja. Libere el aire por el método de desplazamiento de agua, selle y sumerja la bolsa en el baño de agua. Cocer durante 1 hora y 15 minutos. Precalentar el horno a 350

F. Mezclar

el jarabe de arce restante, el aceite de oliva, la sal y la cayena. Añadir los anacardos y remover bien. Transfiera la mezcla de anacardos a una bandeja de horno, previamente forrada con pimienta de cera y hornee durante 10 minutos.

Deje que se enfríe. Una vez que el temporizador se haya detenido, retire las remolachas y deseche los jugos de la cocción. Poner la rúcula en un plato de servir, las remolachas y los gajos de mandarina por encima. Esparcir el queso fresco y la mezcla de anacardos para servir.

46.   Sopa de patatas con apio y puerro

Tiempo de preparación y cocción: 2 horas 15 minutos | Raciones: 8

Ingredientes

- 8 cucharadas de mantequilla
- 4 patatas rojas, cortadas en rodajas
- 1 cebolla amarilla, cortada en trozos de ¼ de pulgada
- 1 tallo de apio, cortado en trozos de ½ pulgada
- 4 tazas de puerros picados, sólo las partes blancas
- 1 taza de caldo de verduras
- 1 zanahoria picada
- 4 dientes de ajo picados
- 2 hojas de laurel
- Sal y pimienta negra al gusto
- 2 tazas de crema de leche
- ¼ de taza de cebollino fresco picado

Direcciones

Prepare un baño de agua y coloque el Sous Vide en él. Ajuste la temperatura a 186 F. Coloque las patatas, las zanahorias, la cebolla, el apio, los puerros, el caldo de verduras, la mantequilla, el ajo y las hojas de laurel en una bolsa con cierre al vacío. Libere el aire por el método de desplazamiento de agua, selle y sumerja la bolsa en el baño de agua. Cocer durante 2 horas.

Una vez que el temporizador se haya detenido, retire la bolsa y pásela a una batidora. Deseche las hojas de laurel. Mezcle el contenido y sazone con sal y pimienta. Vierta la nata poco a poco y mezcle durante 2-3 minutos hasta que esté suave. Escurra el contenido y adorne con cebollino para servir.

47.   Pimientos con queso y coliflor

Tiempo de preparación y cocción: 52 minutos | Raciones: 5

Ingredientes

- ½ taza de queso Provolone rallado

- 1 cabeza de coliflor, cortada en ramilletes

- 2 dientes de ajo picados

- Sal y pimienta negra al gusto

- 2 cucharadas de mantequilla

- 1 cucharada de aceite de oliva

- ½ pimiento rojo grande, cortado en tiras

- ½ pimiento amarillo, cortado en tiras

- ½ pimiento naranja, cortado en tiras

Direcciones

Prepare un baño de agua y coloque el Sous Vide en él. Poner a 186 F. Mezclar bien los ramilletes de coliflor, 1 diente de ajo, sal, pimienta, la mitad de la mantequilla y la mitad del aceite de oliva. En otro recipiente, mezcle los pimientos, el ajo restante, la sal y la pimienta restantes, la mantequilla restante y el aceite de oliva restante. Coloque la coliflor en una bolsa con cierre al vacío. Colocar los pimientos en otra bolsa con cierre al vacío. Libere el aire por el método de desplazamiento de agua, selle y sumerja las bolsas en el baño de agua. Cocer durante 40 minutos.

Una vez que el temporizador se haya detenido, retire las bolsas y transfiera el contenido a una fuente de servir. Deseche los jugos de la cocción. Combine las verduras y cubra con queso Provolone.

48.   Puré de guisantes a la hierba

Tiempo de preparación y cocción: 55 minutos | Raciones: 6

Ingredientes

- ½ taza de caldo de verduras
- 1 libra de guisantes frescos
- Ralladura de 1 limón
- 2 cucharadas de albahaca fresca picada
- 1 cucharada de aceite de oliva
- Sal y pimienta negra al gusto
- 2 cucharadas de cebollino fresco picado
- 2 cucharadas de perejil fresco picado
- ¾ cucharadita de ajo en polvo

Direcciones

Prepare un baño de agua y coloque el Sous Vide en él. Ajuste la temperatura a 186 F. Combine los guisantes, la ralladura de limón, la albahaca, el aceite de oliva, la pimienta negra, el cebollino, el perejil, la sal y el ajo en polvo y colóquelos en una bolsa con cierre al vacío. Libere el aire por el método de desplazamiento de agua, selle y sumerja la bolsa en el baño de agua. Cocine durante 45 minutos. Una vez que el temporizador se haya detenido, retire la bolsa y pásela a una batidora y mézclela bien.

49. Espárragos a la mantequilla con tomillo y

Queso

Tiempo de preparación y cocción: 21 minutos | Raciones: 6

Ingredientes

- ¼ de taza de queso Pecorino Romano rallado
- 16 oz de espárragos frescos, recortados
- 4 cucharadas de mantequilla en cubos
- Sal al gusto
- 1 diente de ajo picado
- 1 cucharada de tomillo

Direcciones

Prepare un baño de agua y coloque el Sous Vide en él. Poner a 186 F. Colocar los espárragos en una bolsa con cierre al vacío. Añada los cubos de mantequilla, el ajo, la sal y el tomillo. Libere el aire por el método de desplazamiento de agua, selle y sumerja la bolsa en el baño de agua. Cocer durante 14 minutos. Una vez que el temporizador se haya detenido, transfiera los espárragos a un plato. Cubra con el jugo de la cocción. Adornar con queso Pecorino Romano.

50.   Sopa de calabaza de otoño

Tiempo de preparación y cocción: 2 horas 20 minutos | Raciones: 6

Ingredientes

- ¾ de taza de nata líquida
- 1 calabaza de invierno picada
- 1 pera grande
- ½ cebolla amarilla picada
- 3 ramitas de tomillo fresco
- 1 diente de ajo picado
- 1 cucharadita de comino molido
- Sal y pimienta negra al gusto
- 4 cucharadas de nata fresca

Direcciones

Prepare un baño de agua y coloque el Sous Vide en él. Ajuste a 186 F. Combine la calabaza, la pera, la cebolla, el tomillo, el ajo, el comino y la sal. Colóquelo en una bolsa con cierre al vacío. Libere el aire por el método de desplazamiento de agua, selle y sumerja en el baño de agua. Cocer durante 2 horas. Una vez que el temporizador se haya detenido, retire la bolsa y transfiera todo el contenido a una licuadora. Haga un puré hasta que esté suave. Añadir la nata y remover bien. Sazone con sal y pimienta. Pase la mezcla a tazones para servir y cubra con un poco de créme fraiche. Decorar con trozos de pera.

CAPÍTULO 9.   Postres y bebidas

51.Créme Brulée de frutas frescas

Tiempo de preparación y cocción: 65 minutos + 5 horas de enfriamiento | Raciones: 6

Ingredientes

- 1 taza de moras frescas
- 6 yemas de huevo
- 1⅓ tazas de azúcar + más para espolvorear
- 3 tazas de crema de leche
- Ralladura de 2 naranjas
- 4 cucharadas de zumo de naranja
- 1 cucharadita de extracto de vainilla

Direcciones

Prepare un baño de agua y coloque el Sous Vide en él. Ponga a 196 F. En una batidora, mezcle las yemas de huevo y el azúcar hasta que estén cremosas. Reserve. Caliente un cazo a fuego medio y vierta la nata. Añada la ralladura y el zumo de naranja y el extracto de vainilla. Bajar el fuego y cocinar durante 4-5 minutos. Poner las moras en seis tarros de cristal, verter la mezcla de huevo y nata sobre las moras. Sellar con una tapa y sumergir los tarros en el baño de agua. Cocer durante 45 minutos.

Una vez que el temporizador se haya detenido, retire los tarros y transfiéralos a la nevera y déjelos enfriar durante 5 horas. Retirar la tapa y espolvorear con azúcar. Caramelizar el azúcar con un soplete.

52.   Pudín de vainilla y bayas

Tiempo de preparación y cocción: 2 horas 32 minutos | Raciones: 6

Ingredientes

- 1 taza de bayas frescas mezcladas
- 4 rebanadas de challah, cortadas en cubos
- 6 yemas de huevo
- 1⅛ tazas de azúcar superfino
- 2 tazas de crema de leche
- 1 taza de leche
- T2 sp extracto de almendra
- 1 vaina de vainilla, cortada por la mitad, reservando las semillas

Direcciones

Prepare un baño de agua y coloque el Sous Vide en él. Precaliente el horno a 350 F. Coloque los cubos de pan en una bandeja de horno y tueste durante 5 minutos. Reserve. Con una batidora eléctrica, mezcle las yemas de huevo y el azúcar hasta que estén cremosas.Caliente una cacerola a fuego medio y vierta la nata y la leche. Cocer hasta que hierva. Añadir el extracto de almendra, las semillas de la vaina de vainilla y la vaina de vainilla. Bajar el fuego y cocinar durante 4-5 minutos. Apartar y dejar que se enfríe durante 2-3 minutos. Una vez que la mezcla de vainilla se haya enfriado, verter una pequeña cantidad de la crema en la mezcla de huevos y combinar. Repetir el proceso con cada huevo. Combinar los cubos de pan con la mezcla de huevo y crema y dejar que el pan absorba el líquido. Añadir las bayas y combinar bien. Dividir la mezcla en seis tarros de cristal. Sellar con una tapa y sumergir los tarros en el baño de agua. Cocer durante 2 horas.

53. Mini brownies de moca en un tarro

Tiempo de preparación y cocción: 3 horas 17 minutos | Raciones: 10

Ingredientes

- ⅔ taza de chocolate blanco picado
- 8 cucharadas de mantequilla
- ⅔ taza de azúcar superfino
- 2 yemas de huevo
- 1 huevo
- 2 cucharadas de café instantáneo en polvo
- 1 cucharada de extracto de coco
- 1 cucharada de licor de café
- ½ taza de harina común
- Helado, para servir

Direcciones

Prepare un baño de agua y coloque el Sous Vide en él. Caliente el chocolate y la mantequilla en una olla o en el microondas. Incorpore el azúcar a la mezcla de chocolate y mantequilla hasta que se disuelva. Vierta las yemas de huevo una a una y remueva bien. Añadir el huevo entero y seguir mezclando. Verter el café en polvo, el extracto de coco y el licor de café.

Añade la harina y remueve hasta que esté bien combinada. Vierte la mezcla de chocolate en 10 mini tarros mason. Sellar con una tapa y sumergir los frascos en el baño de agua. Cocer durante 3 horas. Una vez listo, saca los tarros y deja que se enfríen durante 1 minuto.

54.   Pots du Créme de naranja con Chocolate

Tiempo de preparación y cocción: 6 horas 5 minutos + | Raciones: 6

Ingredientes

- ⅔ taza de chocolate picado
- 6 yemas de huevo
- 1⅓ tazas de azúcar blanco fino
- 3 tazas de mitad y mitad
- 1 cucharadita de extracto de vainilla
- Ralladura de 1 naranja grande
- ⅛ cucharadita de extracto de naranja
- 2 cucharadas de zumo de naranja
- 2 cucharadas de licor con sabor a chocolate

Direcciones

Prepare un baño de agua y coloque el Sous Vide en él. Poner a 196 F. Con una batidora eléctrica, combinar las yemas de huevo y el azúcar. Mezcle durante 1 ó 2 minutos hasta que esté cremoso. Caliente la nata en un cazo a fuego medio y añada la vainilla, la ralladura de naranja y el extracto. Cocer a fuego lento durante 3-4 minutos. Apartar y dejar que se enfríe durante 2-3 minutos.

Derretir el chocolate en el microondas. Una vez que se haya enfriado, verter la mezcla de nata en la mezcla de huevos y remover. Añade el chocolate derretido y remueve hasta que se combinen. Añade el zumo de naranja y el chocolate

licor. Vierta la mezcla de chocolate en tarros de cristal. Sellar con una tapa y sumergir los tarros en el baño de agua. Cocer durante 45 minutos. Una vez que el temporizador se haya detenido, retire los tarros y deje que se enfríen durante 5 minutos.

55.   Helado de vainilla

Tiempo de preparación y cocción: 5 horas 10 minutos | Raciones: 4

Ingredientes

- 6 yemas de huevo
- ½ taza de azúcar
- 1 ½ cucharadita de extracto de vainilla
- 2 tazas de mitad y mitad

Direcciones

Prepare un baño de agua y coloque el Sous Vide en él. Ajuste a 180 F. Bata todos los ingredientes en una bolsa con cierre al vacío. Libere el aire por el método de desplazamiento de agua, selle y sumerja la bolsa en el baño de agua. Programar el temporizador para 1 hora. Una vez que el temporizador se haya detenido, asegúrese de que no haya grumos. Pasar la mezcla a un recipiente con tapa. Colocar en el congelador durante 4 horas.

56.   Pudín de chocolate

Tiempo de preparación y cocción: 55 minutos | Raciones: 4

Ingredientes

- ½ taza de leche
- taza de chispas de chocolate
- 3 yemas de huevo
- ½ taza de crema de leche
- 4 cucharadas de cacao en polvo
- cucharada de azúcar

Direcciones

Prepare un baño de agua y coloque el Sous Vide en él. Poner a 185 F. Batir las yemas junto con el azúcar, la leche y la crema de leche. Añada el cacao en polvo y las pepitas de chocolate. Divida la mezcla entre 4 tarros. Cierre los tarros y sumérjalos en el baño de agua. Programar el temporizador para 40 minutos.

Una vez listo, retire los frascos. Dejar enfriar antes de servir.

57. Miel y albaricoques cítricos

Tiempo de preparación y cocción: 70 minutos | Raciones: 4

Ingredientes

- 6 albaricoques, deshuesados y cortados en cuartos
- ½ taza de miel
- 2 cucharadas de agua
- 1 cucharada de zumo de lima
- 1 vaina de vainilla, partida por la mitad
- 1 rama de canela

Direcciones

Prepare un baño de agua y coloque el Sous Vide en él. Ajuste la temperatura a 179 F. Coloque todos los ingredientes en una bolsa con cierre al vacío. Libere el aire por el método de desplazamiento de agua, selle y sumerja la bolsa en el baño de agua. Cocine durante 45 minutos. Una vez que el temporizador se haya detenido, retire la bolsa y deseche la vaina de vainilla y la rama de canela. Servir.

58. Desayuno ligero de requesón Pudding

Tiempo de preparación y cocción: 3 horas 15 minutos | Raciones: 3

Ingredientes

- 1 taza de requesón
- 5 huevos
- taza de leche - 3 cucharadas de crema agria
- 4 cucharadas de azúcar
- cucharadita de cardamomo
- 1 cucharadita de ralladura de naranja 1 cucharada de maicena ¼ de cucharadita de sal

Direcciones

Prepare un baño de agua y coloque el Sous Vide en él. Poner a 175 F. Con una batidora eléctrica, batir los huevos y el azúcar. Añada la ralladura, la leche y la maicena. Añada el resto de los ingredientes y bata bien.

Engrasa 3 mason jars con spray de cocina y reparte la mezcla entre ellos. Sellar y sumergir los tarros en un baño de agua. Cocer durante 3 horas. Una vez que el temporizador se haya detenido, retire los tarros. Dejar enfriar antes de servir.

59.   Magdalenas de chocolate al vacío

Tiempo de preparación y cocción: 3 horas 15 minutos | Raciones: 6

Ingredientes

- 5 cucharadas de mantequilla derretida
- 1 huevo
- 3 cucharadas de cacao en polvo
- 1 taza de harina
- 4 cucharadas de azúcar
- ½ taza de crema de leche
- 1 cucharadita de bicarbonato de sodio
- 1 cucharadita de extracto de vainilla
- 1 cucharadita de vinagre de sidra de manzana
- Una pizca de sal marina

Direcciones

Prepare un baño de agua y coloque el Sous Vide en él. Poner a 194 F. Batir los ingredientes húmedos en un bol. Mezcle los ingredientes secos en otro bol. Combine las dos mezclas suavemente y reparta la masa entre 6 tarros pequeños. Cierre los tarros y sumerja la bolsa en el baño de agua. Programar el temporizador durante 3 horas Una vez que el temporizador se haya detenido, retirar la bolsa. Servir frío.

60.   Limoncello Sous Vide

Tiempo de preparación y cocción: 3 horas 8 minutos | Raciones: 6

Ingredientes

- 14 onzas de vodka
- Ralladura de 3 limones 2 onzas de azúcar

Direcciones

Prepare un baño de agua y coloque el Sous Vide en él. Poner a 130 F. Colocar todos los ingredientes en un tarro de cristal. Séllelo y sumérjalo en el baño de agua. Programe el temporizador para 3 horas. Una vez que el temporizador se haya detenido, retire la bolsa. Sirva con hielo.

CPSIA information can be obtained
at www.ICGtesting.com
Printed in the USA
LVHW052340150621
690353LV00004B/346